Duchassin.

T 34
14 e

$$T_e \, {}^{34}_{14}$$

DU CHOLÉRA

PESTILENTIEL.

DU CHOLÉRA

PESTILENTIEL.

MÉTHODE
PRÉSERVATIVE ET CURATIVE
DE CETTE MALADIE.

Par E.-M.-A. DUCHASSIN,

DOCTEUR EN MÉDECINE,

à Guise, département de l'Aisne.

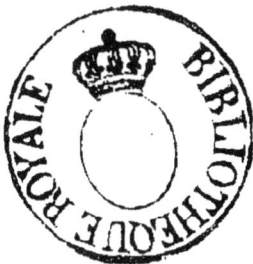

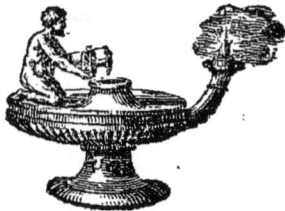

SAINT-QUENTIN.

IMPRIMERIE DE TILLOY, PLACE ROYALE, N° 7.

1831.

Rapporter des faits bien constatés, en tirer des conséquences rigoureuses, en faire des applications utiles; c'est tout ce que j'ai ambitionné dans cet opuscule. Nier ces faits, pour en détruire les conséquences et les applications, serait peu judicieux.

A Monsieur Jules Joly,

de St.-Quentin,

*Protecteur des Arts, Bienfaiteur
de l'Humanité.*

Témoignage public d'estime,

de la part de

Son très-humble Serviteur,

Duchassin,

Docteur en Médecine.

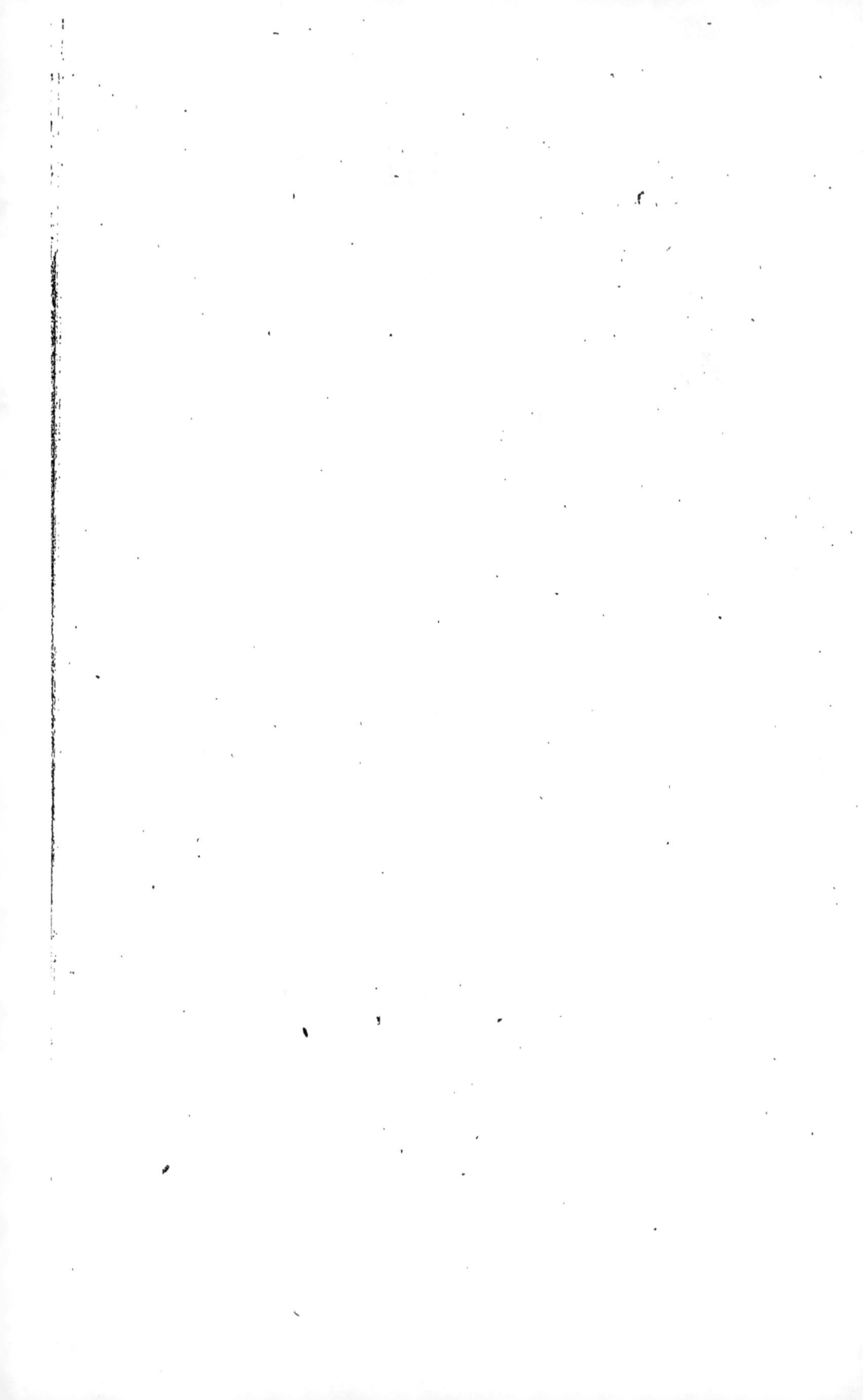

AVERTISSEMENT.

VOICI en peu de mots l'analise de mes principes sur les maladies pestilentielles et les maladies contagieuses en général.

Considérant que l'on prévient ou que l'on guérit la plupart des maladies dues à un principe délétère, ou à un virus spécifique, par l'usage d'un poison; que par cette méthode on oppose réellement un poison à un autre poison; qu'ainsi on oppose le virus vaccinal au virus variolique, le mercure à la syphilis, la belladone à la scarlatine, l'alkali volatil au venin de la vipère; je propose d'opposer le soufre, ou plutôt le gaz hydrogène sulfuré (gaz acide hydro-sulfurique), au principe délétère des maladies pestilentielles en général, et du *Choléra-morbus* en particulier. Ce gaz ayant déjà d'ailleurs pour lui des antécédens favorables, puisqu'il est bien prouvé que son administration a préservé des populations entières de la scarlatine et de la rougeole, qu'on l'a administré avec succès aux animaux en temps d'épizootie, et qu'il est en outre le meilleur moyen préservatif et curatif de la gale.

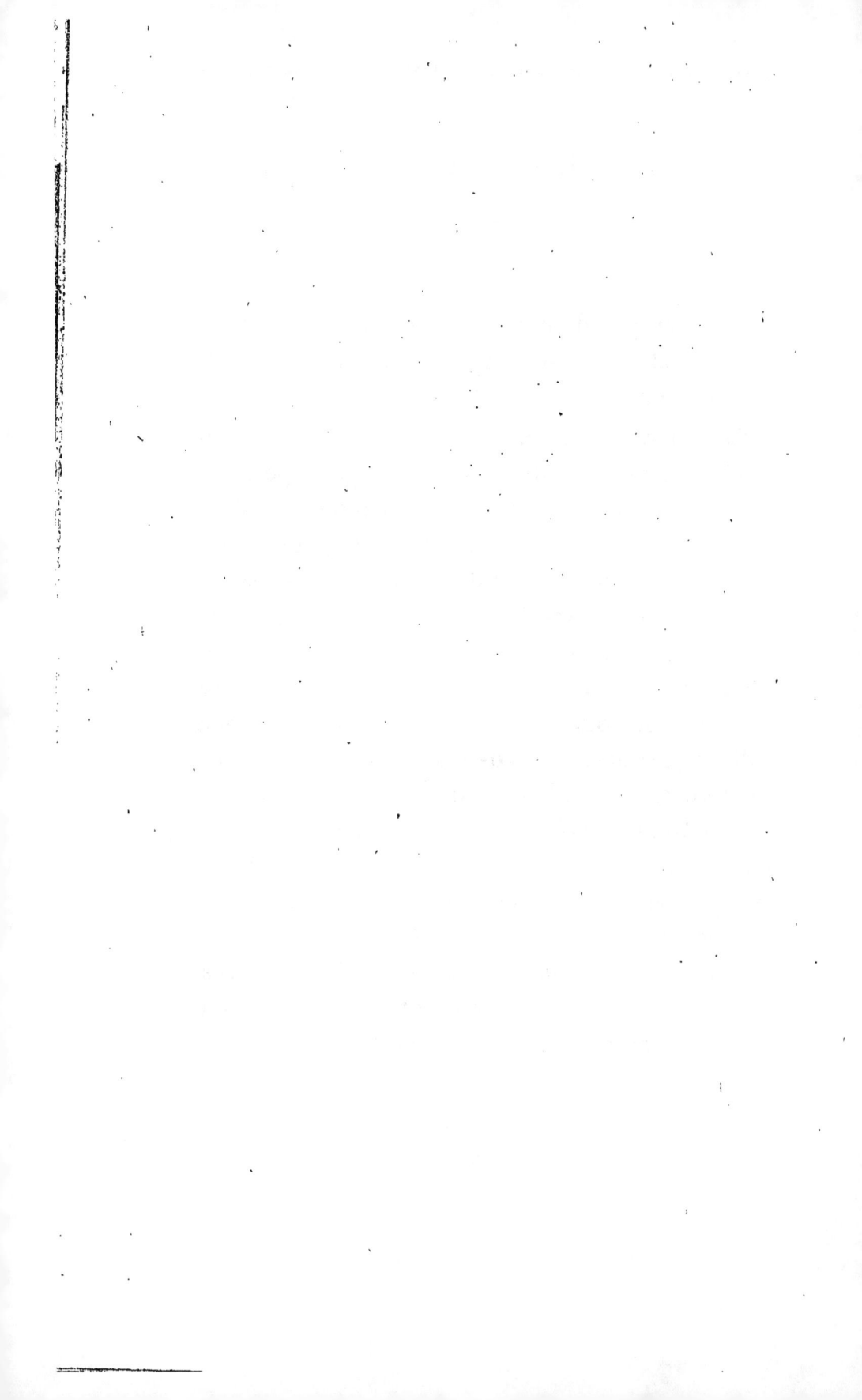

DU
CHOLÉRA PESTILENTIEL.

Dans un moment où le Gouvernement prend des mesures de précautions contre un fléau qui menace de ravager toute l'Europe, contre le choléra-morbus, *puisqu'il faut l'appeler par son nom*, et organise des commissions sanitaires dans quelques départemens ; où l'humanité tout entière fait en quelque sorte un appel à la science médicale, tout médecin doit au public communication de ses idées, de ses réflexions et de son expérience. De ces communications, faites avec sincérité, peuvent jaillir des vues utiles. C'est pour remplir ce devoir que je rédige aujourd'hui cette notice. Je m'estimerai heureux, si les moyens que je propose pouvaient être de quelqu'utilité à mes concitoyens et à l'humanité en général ; l'importance du motif doit faire pardonner la faiblesse de l'exécution.

Voici l'ordre que je me propose de suivre :

Quelle est la nature du choléra-morbus ?

Est-il contagieux, ou épidémique ?

Sa nature étant connue, quels sont les meilleurs moyens préservatifs ?

La maladie étant déclarée, quelle est la meilleure méthode de traitement ?

NATURE DU CHOLÉRA-MORBUS.

Une maladie est contagieuse, lorsqu'elle est susceptible de se communiquer par le contact ; ainsi la contagion est la transmission d'une maladie par le contact. Personne ne conteste cette propriété à la gale et à la syphilis ou maladie vénérienne.

Mais les maladies qui ne se communiquent que par l'intermédiaire de l'air, à des distances plus ou moins grandes, sont des maladies épidémiques pestilentielles. La peste, la fièvre jaune, le typhus, le choléra des Indes, sont de cette classe. Ces maladies sont épidémiques, parce qu'elles attaquent à la fois un grand nombre d'individus; et elles sont pestilentielles, parce qu'elles sont occasionnées par un principe délétère dont l'atmosphère est infectée. C'est en quoi elles diffèrent des maladies épidémiques simples, qui sont dues à une modification plus ou moins durable que l'atmosphère a subie dans sa température, dans son état de sécheresse ou d'humidité. Cela posé, je dis que ce n'est point par le contact que le principe pestilentiel est introduit dans notre économie, mais que c'est par la respiration : il est introduit dans nos poumons avec l'air que nous respirons; c'est dans nos poumons que se fait l'infection, c'est de là qu'il est porté dans toutes les parties de notre corps.

Je caractérise donc le choléra et toutes les maladies pestilentielles en général, un empoisonnement, et je dis que c'est par les poumons que le principe ou le poison s'est introduit.

Qu'on ne dise pas que ces discussions sont oiseuses; on verra tout à l'heure de quelle importance sont les conséquences qui en résultent pour établir une bonne méthode préservative et curative de cette maladie, pour les mesures sanitaires et les relations commerciales.

Pour faire sentir la possibilité de l'introduction dans nos humeurs, d'un principe délétère par les organes de la respiration, qu'on me permette de citer des faits que chacun peut répéter et vérifier sur soi-même, et qui n'auront échappé que faute d'attention.

C'est un fait avéré que, si l'on respire l'odeur de l'essence de térébenthine, les urines prennent une odeur de violette; que la même odeur existe chez ceux qui font usage de cette substance à l'intérieur, et que les crachats prennent l'odeur et la saveur de cette substance; que les flatuosités des chasseurs et des soldats, lorsqu'ils ont respiré la fumée de la poudre, ont une odeur sulfureuse à laquelle on ne peut se méprendre;

que les flatuosités chez les élèves en médecine qui dissèquent des cadavres dont la putréfaction est déjà un peu avancée, ou chez les médecins et chirurgiens appelés à ouvrir des cadavres, souvent en pleine putréfaction, que les flatuosités, dis-je, le jour même ou le lendemain, rappellent évidemment cette odeur.

Par quelle voie autre que la respiration pourrait s'introduire le virus de la petite vérole, lorsqu'on a trouvé des enfans ayant ou ayant eu cette maladie dans le sein de leurs mères, lors même que celles-ci ne l'avaient point, ou l'avaient eue précédemment? Ce sont des faits incontestables, rapportés par des médecins dignes de foi et qui en ont été les témoins. Assurément il n'y a pas eu là contact, dans l'acception qu'on donne à ce mot; il y a bien eu infection, comme je l'ai expliqué plus haut.

Si les odeurs sont portées des poumons dans les intestins et dans l'estomac, les substances alimentaires peuvent à leur tour se faire sentir dans l'air que nous respirons; il en est de même d'une foule de substances médicamenteuses. Ainsi l'haleine et la transpiration des personnes qui ont mangé de l'ail, pris de l'éther, du camphre, ou qui ont fait usage du soufre à l'intérieur pendant quelque temps, est facile à reconnaître; l'odeur ne s'exhale pas de l'estomac, car l'orifice de cet organe est fermé et ne permet la sortie de l'air qu'il contient, que par moment; alors il y a éructation avec un bruit tout particulier, phénomène que tout le monde connaît pour l'avoir éprouvé.

Mais qu'on ne croie pas que je veuille nier la faculté absorbante de la peau, en appelant ainsi l'attention sur l'absorption pulmonaire. Non assurément; mais pour que la faculté absorbante de la peau puisse s'exercer, il faut, ou une application long-temps continuée, ou des frictions, ou enfin que l'épiderme soit enlevé. Mais, si réellement la peau absorbe des gaz ou des substances aériformes, ce doit être en trop petite quantité pour qu'ils puissent être nuisibles. L'air, au contraire, entre continuellement dans nos poumons; il y est décomposé. Un de ses principes est mêlé au sang, et de plus le tissu des poumons est bien plus perméable que celui de la peau. Je pense que l'absorption est plus active dans les poumons, et l'exhalation plus abondante à la surface de la peau.

Je crois avoir prouvé suffisamment que notre corps est per-méable aux gaz, soit qu'ils viennent du dehors et qu'ils s'y introdùisent par les voies de la respiration, soit que, développés dans l'estomac et les intestins, ils soient exhalés par les poumons et par la peau.

Les conséquences de l'existence d'un principe pestilentiel, infectant l'air que nous respirons, pouvant se conserver inaltérable plus ou moins long-temps, pouvant se reproduire chez les individus malades, ensorte que leurs corps soient, pour ainsi dire, autant de laboratoires où de nouveaux gaz sont élaborés, sont extrêmement importantes. D'abord cette existence bien reconnue doit nous porter à la recherche d'une substance propre à détruire ce principe, pour en préserver les corps sains ; à la recherche de substances propres à s'opposer à son introduction dans l'économie animale, et à l'expulser au dehors, lorsqu'il s'y est introduit, ou à modifier tellement cette économie, qu'elle ne soit plus susceptible de recevoir l'influence du principe pestilentiel. De là résultent la méthode préservative et la méthode curative de la maladie.

MÉTHODE PRÉSERVATIVE.

D'après notre idée, que le choléra pestilentiel est dû à un principe délétère qui s'est introduit dans l'économie par les organes de la respiration, il est clair que si l'on trouvait le moyen de détruire ce principe, on mettrait bien vite fin à l'épidémie. Mais, nous ne pouvons agir que sur de trop faibles masses d'air atmosphériques pour arriver à ce but; sans cela, je crois que le gaz chlore remplirait toutes les conditions voulues. Ne pouvant en saturer l'atmosphère, nous ne devons pas négliger de l'employer sur de petites masses d'air. Ainsi, des arrosemens avec une eau chargée d'un huitième de chlorure de chaux, des lotions sur toutes les parties couvertes de poils, avec de l'eau contenant un seizième de chlorure de soude, ne pourraient qu'être d'une très-grande utilité.

Le gaz nitreux est aussi très-efficace et d'un usage très-commode. En 1816, une épidémie de typhus régnait dans la commune de Lesquielles-S^t.-Germain; beaucoup de personnes mouraient. Je fus assez heureux pour en arrêter subitement les progrès, par l'emploi des fumigations avec le gaz nitreux. Dans toutes les chambres habitées par un ou plusieurs malades, je faisais mettre un verre contenant quelques cuillerées de sel de nitre; on versait un peu d'acide sulfurique (huile de vitriol), et le gaz se dégageait. Plusieurs fois, dans la journée, on versait ce nouvel acide pour renouveler le dégagement du gaz; à défaut de sel de nitre, je me servais de poudre à tirer. Ce moyen réussit complètement, et l'épidémie cessa de faire des progrès.

Au lieu de plonger les lettres dans le vinaigre pour détruire le principe délétère qu'elles peuvent contenir, ou qui est adhérent au duvet du papier, ne vaudrait-il pas mieux les plonger dans une eau contenant un seizième de chlorure de soude? La propriété des chlorures, pour désinfecter, est incontestable aujourd'hui. Le chlorure à cette dose n'attaque nullement la couleur de l'encre, ni le tissu du papier, et la destruction du principe pestilentiel serait assurée; au lieu qu'elle est plus douteuse par l'immersion dans le vinaigre. Cet acide peut bien, par son odeur piquante, masquer les mauvaises odeurs, mais il n'en détruit pas le principe.

Fidèle à mon idée principale, je dis (d'accord en cela avec tous les médecins) que l'on doit observer un régime propre à entretenir le libre exercice de toutes les fonctions, et particulièrement des fonctions de la peau. Or, les passions débilitantes, comme le chagrin, la tristesse, la peur, la terreur, rallentissent et suspendent même ces fonctions; il faut donc les éviter. Les excès en tous genres ont encore le même résultat. Une bonne nourriture, prise en quantité relative aux forces digestives, l'usage d'un peu de vin généreux, les soins d'une propreté recherchée sont très-indiqués.

J'ai parlé de substances qui, introduites dans l'estomac, ont un effet diffusible qui se fait sentir à la surface du corps et dans l'air qui sort de nos poumons. Parmi les plus communes de ces substances, je citerai l'ail, l'éther, le camphre, le soufre, etc. etc. C'est cette dernière substance qui va devenir l'objet de toute notre attention.

Il semble, dit Alibert, que les médicamens les plus utiles soient aussi ceux que la nature a le plus universellement répandus. C'est là un des grands caractères du soufre, d'être partout disséminé avec une sorte de profusion.

Etant à Wesel, avec le 124e de ligne, j'ai observé que les soldats galeux, soumis aux lotions sulfureuses, pour la guérison de la gale dont ils étaient attaqués, furent en grande partie préservés du typhus qui sévissait avec fureur sur les soldats de la garnison, et même sur les habitans de la ville. Malheureusement, je n'eus pas le temps alors de donner beaucoup de suite à cette observation. A la même époque, je donnais mes soins aux soldats du régiment, je les touchais, palpais, sans autres précautions que celle de me frotter, tous les matins, les mains et les poignets avec un peu de fleur de soufre, et je n'ai jamais contracté la gale. Cependant, les officiers n'en étaient point exempts, malgré les soins de propreté dont on peut user à l'armée et dans une ville assiégée. Ceux qui se sont conformés à cette méthode, n'ont point eu la gale, pendant tout le temps que je les ai connus.

N'a-t-on pas observé, depuis quelques années, d'une manière qui paraît incontestable, que le soufre était un préservatif assuré de la scarlatine et de la rougeole? La belladone n'a-t-elle pas un effet analogue? Mais, quels avantages n'a pas le soufre sur la belladone? Cette dernière substance est un poison; c'est une arme dangereuse qui pourrait donner la mort à celui qui ne saurait pas s'en servir.

N'est-ce pas une chose vulgaire que l'administration du soufre aux animaux, dans les temps d'épizootie, et particulièrement aux chiens? Pour moi, je l'ai vu administrer avec un succès non douteux.

De l'aveu de tous les médecins, le soufre, pris à l'intérieur, est absorbé et transformé, en tout ou en partie, en gaz hydrogène sulfuré (acide hydro-sulfurique); la chose est bien démontrée par l'odeur de gaz hydrogène sulfuré qu'acquièrent la sueur, l'haleine, l'urine et les gaz intestinaux, et par la couleur noire que prennent les ornemens d'argent que portent les personnes qui font usage du soufre ou de quelques-unes de ces préparations, et même jusqu'aux pièces d'argent qui sont dans leurs poches. Le soufre est vraiment le diffusible par excellence. Ses propriétés bien reconnues, pour préserver de la gale, de la rougeole, de la scarlatine et peut-être du typhus, et son emploi, non moins heureux dans les épizooties, me font espérer qu'il pourra avoir le même effet, pour préserver du choléra pestilentiel.

Je propose donc d'administrer le soufre sublimé et lavé, comme préservatif du choléra pestilentiel, à la dose de 4, 6, 8 ou 10 grains, suivant l'âge et le tempérament, deux fois par jour, soit en poudre et pris avec les alimens, soit en pastilles. Les personnes qui auraient une irritation chronique de l'estomac ou du poumon, et qui se trouveraient mal du soufre à l'intérieur, pourraient se l'administrer en frictions, à la face interne des cuisses. Pour cela, il suffirait de délayer de 12 à 24 grains de fleur de soufre avec un peu d'huile; ces frictions seraient répétées deux fois par jour. Mais, pour user de ce moyen, il ne faut pas attendre que le choléra pestilentiel soit à nos portes, ou au milieu de nous; il faut de longue main modifier sa constitution, pour la prémunir contre les attaques du gaz pestilentiel.

Si le choléra n'était pas si irritant, l'usage de l'eau chlorurée à l'intérieur pourrait aussi être très-utile. On pourrait, en conséquence, étendre un demi-gros de chlorure de soude dans une livre et demie d'eau pure, et boire cette eau dans le cours de la journée; mais je doute que beaucoup de constitutions puissent s'accommoder de cette boisson.

Le docteur Gasc, qui a été à même de voir de nombreuses épidémies de typhus, propose les exutoires, tels que cautères et vésicatoires, comme d'excellens moyens de se préserver de cette maladie. Pourquoi n'en serait-il pas de même pour le choléra pestilentiel? Ce serait un moyen de plus, et il n'en faut négliger aucun contre ce terrible fléau.

Tous ces préservatifs n'excluent pas l'usage de l'ail, pris comme substance alimentaire : l'ail est aussi un très-bon diffu-

2

sible ; ils n'excluent pas davantage l'usage du camphre en frictions, car je crois que peu de personnes en pourraient supporter un long usage à l'intérieur.

Enfin le meilleur préservatif, c'est assurément de fuir les lieux infectés, pour aller habiter ceux qui ne le sont point. Mais ce moyen n'est pas à la portée de toutes les classes de la société.

MÉTHODE CURATIVE.

Il faut convenir que, jusqu'à ce jour, ce n'est point ici le triomphe de la médecine. On peut en juger par le nombre des moyens proposés et abandonnés tour à tour. Il n'est que trop vrai, malheureusement, que tous nos moyens sont à peu près impuissans contre le choléra pestilentiel, et l'on conçoit qu'il en doit être ainsi; car il s'agit, en quelque sorte, d'un empoisonnement général. Que faire dans ces cas malheureux, où le malade est comme foudroyé et meure en une ou en deux heures de temps ?

Suivant les idées que l'on s'est faites de la maladie, on a dit : que c'était une inflammation du poumon, du cœur et des gros vaisseaux, de l'estomac et des intestins, du cerveau, de la moelle épinière et des nerfs; on peut dire que c'est tout cela en même temps : le poison est si subtil qu'il s'est disséminé dans tous les tissus et sur tous les organes, suivant les constitutions.

Quelques-uns peuvent être plus attaqués que d'autres, et c'est ce qui a donné lieu à la distinction de six types du choléra-morbus pestilentiel. Mais ces distinctions, tout ingénieuses qu'elles sont, ne sont pas d'un grand avantage pour le traitement et la guérison du choléra, car il s'agit toujours d'un empoisonnement. Sans les négliger tout-à-fait, il ne faut pas cependant leur donner plus d'importance qu'elles n'en méritent, et ne pas croire que l'on n'a affaire qu'à une inflammation seulement. Il y a inflammation, il est vrai, mais une inflammation spécifique de tous les tissus et de tous les organes.

Examinons successivement les divers moyens proposés et employés.

Saignée. — Elle doit être faite par une large ouverture, car le sang coule avec beaucoup de peine, et elle doit être continuée jusqu'à ce que le malade tombe en défaillance.

Ne semble-t-il pas que l'on agisse ici, comme dans les cas de véritables empoisonnemens, où il s'agit de soustraire le plus de poison possible dans le moins de temps possible, pour l'empêcher d'exercer de plus grands ravages ? Beaucoup de médecins louent la saignée, d'autres s'en sont montrés les détracteurs. Pour moi, elle me paraît devoir être salutaire et comme moyen anti-phlogistique, c'est-à-dire, propre à combattre l'inflammation, et comme moyen de soustraire une partie du poison qui infecte toute l'économie du malade.

Bains. — Ils doivent être pris à la température de 28 à 30 degrés. Ce moyen est avantageux pour disposer à la sueur, dont tous les médecins se louent, et que tous disent très-avantageuse aux malades ; il y en a même qui regardent leurs malades comme sauvés, quand ils sont parvenus à exciter une sueur abondante ; et cela doit être, car que d'issues ouvertes au poison ! Ce doit être un moyen souverain pour en débarrasser le malade.

Moyens pour exciter une sueur abondante. — Ces moyens sont les bains de vapeur et surtout ceux de camphre et une infusion de menthe poivrée. Mais les malheureux, les indigens ne pourront point y avoir recours. On pourra remplacer, et même avec avantage, ces moyens coûteux et d'un emploi difficile, en couchant le malade sur un lit de foin ou de feuilles d'aune, chauffées au four, et le recouvrant du même foin ou des mêmes feuilles. Si l'on se sert de foin, on aura soin de le mouiller un peu avant de le mettre dans le four. Etant dans ce lit de foin ou de feuilles, on donne une boisson abondante d'infusion chaude de menthe poivrée.

Opium, Camphre et Mercure doux. — Quelques médecins vantent la réunion de ces trois médicamens, sous la forme de pillules.

Opium et Huile. — Un médecin russe assure que l'huile opiacée, donnée à des intervalles très-rapprochés, est le remède par excellence; il assure même que l'huile seule apaise la soif et arrête les vomissemens, et que, manquant de tout autre remède, il a souvent donné l'huile de pavot seule, avec le plus grand succès.

Eau saturée de chlore. — Cette eau jouit d'une grande vogue à Varsovie; cependant il me semble qu'elle doit être nuisible, si, comme on l'assure, l'estomac et les intestins sont enflammés; car le chlore est une substance très-irritante, et il ne faut pas oublier que le principe délétère agit comme un poison irritant: l'inflammation de presque tous les tissus organiques en est une preuve convainquante.

Le docteur Hahnemann, auteur de la Méthode homéopatique, préconise singulièrement toutes les substances vénéneuses, telles que la ciguë vireuse, la sabadille, le rhustoxicodendron, le viratrum album, le cuivre à petites doses, et enfin le camphre; c'est, dit-il, le remède unique contre le choléra-morbus. Comme il attribue cette maladie à de petits insectes, il assure qu'il tue ces petits animaux. Ainsi, on administre, d'après cette méthode, le camphre dissous dans l'esprit-de-vin; on met une drachme d'esprit-de-vin camphré dans deux onces d'eau, et toutes les minutes on donne une cuillerée à café de ce mélange; de plus, on fait des frictions sur toute la surface du corps avec le même esprit-de-vin camphré, et on remplit l'appartement du malade de la vapeur du camphre. C'est à l'expérience à décider sur la valeur de cette méthode.

Tel est l'exposé des principaux moyens employés jusqu'à ce jour, pour traiter le choléra-morbus. Les progrès toujours croissans de la maladie et la grande mortalité qui l'accompagne, ne nous permettent pas de les regarder comme des moyens héroïques.

A tous ces moyens, je proposerai d'ajouter les frictions avec le sulfure de mercure mêlé à l'axonge. Le professeur Delpech regarde les frictions mercurielles comme une grande et puissante méthode anti-phlogistique, c'est-à-dire, propre à combattre l'inflammation. Il administre ce remède en frictions sur

toute la surface du corps; la dose est de deux gros, répétée
toutes les heures ou toutes les deux heures. Une prompte salivation suit l'emploi de ce moyen, ce qui, suivant moi, pourrait être une chose très-avantageuse au malade. Ainsi, cette
substance, en combattant d'une manière héroïque l'inflammation que nous avons dit occuper la presque totalité des
organes, aurait encore l'effet, non moins salutaire, d'ouvrir
une issue de plus au virus pestilentiel qui infecte nos humeurs,
pour achever en quelque sorte de désempoisonner le malade.

PARALLÈLE DU CHOLÉRA PESTILENTIEL,

ET

DU CHOLÉRA SPASMODIQUE ou TROUSSE-GALANT.

Beaucoup de médecins prétendent que le choléra qui ravage
depuis quelque temps le nord de l'Europe, et le choléra spasmodique de nos pays, ne constituent qu'une seule et même
maladie; nous ne saurions être de cet avis.

Le choléra pestilentiel, au dire des médecins du nord, qui
ont été à même de l'observer, n'est point ralenti dans sa marche
par le froid. Le choléra de notre pays, ou choléra spasmodique,
ne se montre que dans les mois les plus chauds de l'année, ou
à la suite des grandes chaleurs.

Le choléra pestilentiel attaque un nombre considérable d'individus dans une contrée. Le choléra spasmodique attaque iso-
lément quelques individus dans un canton.

Le choléra spasmodique se montre spontanément sur toute
la surface d'un pays, pendant deux ou trois mois de l'année;
il n'a point une marche régulière du nord au midi, ou du midi
au nord, comme le choléra pestilentiel.

Le choléra pestilentiel est très-meurtrier, partout où il se
montre. Le choléra spasmodique l'est au contraire très-peu.
Quant à moi, je n'ai jamais vu mourir personne de ce dernier.

Le choléra pestilentiel nous vient de l'Indostan, d'où l'on
peut suivre sa marche jusqu'en Pologne et ailleurs; il est dû
à un principe d'infection. Le choléra spasmodique peut bien

être épidémique, mais il n'est pas pestilentiel; il dépend d'une température élevée et durable de l'atmosphère.

Je m'abstiens, à dessein, de décrire l'un et l'autre choléra, parce que les personnes qui ne sont pas médecins, pourraient facilement prendre l'un pour l'autre, et jeter ainsi l'alarme et l'épouvante dans le pays.

QUELQUES QUESTIONS PLUS OU MOINS INTÉRESSANTES.

De quelle utilité peuvent être les Quarantaines et les Cordons sanitaires?

Si, comme nous croyons l'avoir démontré, le gaz pestilentiel s'est introduit dans nos corps, par les organes de la respiration; si nous exhalons ce gaz, cet air empoisonné; si nos corps peuvent être considérés comme autant de laboratoires, où de nouveau ce gaz est élaboré; si par-là nous pouvons nous-mêmes être considérés comme autant de foyers d'infection, pendant combien de temps ce travail a-t-il lieu? Le mot quarantaine annonce que les anciens l'avaient fixé à quarante jours. Mais des soins de propreté, mais l'usage de substances diffusibles, comme le soufre, l'ail, l'éther, le camphre, et le chlore comme moyen désinfectant, peuvent sans doute l'abréger beaucoup, et généralement on est assez d'accord que le terme de dix-sept à vingt jours suffit pour que nos corps soient entièrement purifiés du gaz pestilentiel.

On rapporte qu'un paysan, nommé Wasili, venu de l'étranger, pour voir son oncle, arriva fort tard chez ce dernier. A minuit, il est attaqué du choléra; ses parens mirent vainement en usage les moyens employés dans le pays, contre cette maladie : le lendemain matin, lui et ses trois parens étaient dans la bière, et un domestique très-malade. On ajoute, que les précautions prises par la police parvinrent à arrêter les progrès de la maladie. Ce fait parle en faveur des quarantaines et des cordons sanitaires. On pourra objecter contre ces derniers, que, si c'est réellement l'atmosphère qui est infectée et qui porte au loin l'infection, les cordons sanitaires ne peuvent être d'aucune utilité contre cette cause. Mais il serait possible aussi que le poison fondu dans une masse considérable d'air atmosphérique, eût très-peu d'action et perdit beaucoup de son énergie, si des hommes infectés ne communiquaient directement avec le pays. Il est donc toujours très-prudent d'établir des cordons sanitaires; car, si le vent n'apporte pas l'air du pays infecté au pays protégé par le cordon, toute relation étant interdite avec ce pays, il doit nécessairement être à l'abri de l'infection. Les cordons sanitaires et les quarantaines, résultat de l'observation et de l'expérience, doivent donc être conservés : c'est une des meilleures garanties dont les gouvernemens puissent disposer; c'est au moins notre avis.

Si le choléra pestilentiel paraît suivre le cours des fleuves, ce n'est pas que l'eau soit un bon conducteur du gaz pestilentiel; cependant, il ne serait pas impossible que ce liquide ne pût en dissoudre une certaine quantité; mais cela tient plutôt, je crois, à ce que le cours des fleuves offre partout une surface plane qui laisse un libre cours à l'air. Je pense que le gaz peut aussi bien remonter un fleuve que le descendre : si le vent souffle dans une direction opposée au cours de l'eau, le gaz remontera le fleuve et infectera les pays qui se rapprochent de sa source; si au contraire le vent souffle dans la même direction que le cours du fleuve, ce sont les pays qui se rapprochent de son embouchure qui seront infectés. Mais si la direction du vent coupe à angle droit celle des fleuves, deux choses sont à remarquer : c'est que les fleuves sont toujours plus ou moins encaissés, et ensuite, que le courant d'eau en détermine un analogue à la couche d'air qui repose sur sa surface. D'où je conclus que les pays près de l'embouchure, sont plus exposés, mais que ceux près de la source peuvent fort bien n'en être pas exempts, et qu'on ne doit pas être à leur égard dans une sécurité qui pourrait leur être funeste.

Ce que je dis des fleuves est en partie applicable aux routes : les vents y rencontrent moins d'obstacle que dans les autres parties du sol où se trouvent des forêts et des montagnes qui arrêtent plus ou moins les courans d'air, et changent leur direction; ensuite les routes comme les fleuves sont plus fréquentés, leurs voisinages sont plus peuplés, et nous croyons que les hommes, même bien portans, peuvent transporter le gaz, l'exhaler de leurs corps, sans que leur santé en soit altérée. Les faits suivans viennent encore à l'appui de cette proposition.

On rapporte, qu'en 1559, on jugea à Oxford, des criminels dont les vapeurs qui s'exhalèrent de leurs corps, firent périr presque subitement les juges et les assistans qui étaient dans la salle. En 1812, à Lons-le-Saulnier, le même effet s'est reproduit à la suite d'une session de la cour d'assises.

Pourquoi tous les Habitans d'un pays infecté, ne sont-ils pas tous atteints de la maladie?

Il est des organisations tellement heureuses, qu'elles échappent à toutes les causes de destruction, soit que les personnes qui en sont douées jouissent d'une force d'assimilation tellement énergique qu'elle s'empare du principe délétère pour le dénaturer, et le rendre partie intégrante de leurs organes; soit qu'une structure plus perméable, jouisse d'une exhalation plus active et plus facile, et expulse le virus à mesure qu'il est introduit. L'homme qui aura pu résister au premier choc, ne contractera point la maladie: je le veux, j'y consens; mais ne peut-on pas le considérer comme un foyer duquel s'exhale ce principe pendant un temps plus ou moins long? Pour moi, je me méfierai toujours de celui qui arrivera d'un pays infecté, de quelque bonne santé qu'il jouisse d'ailleurs.

Mais pourquoi, si nos corps exhalent les gaz délétères et l'hydrogène sulfuré, n'exhalent-ils pas de même les particules odorantes de la rose, du jasmin et généralement de toutes les fleurs? ce qui serait assurément fort agréable. C'est que ces substances n'ont rien d'incompatible avec notre organisation, et n'opposent aucune résistance à la force assimilatrice dont elle est douée. Il n'en est pas de même de l'hydrogène sulfuré, et c'est ce que ce dernier a de commun avec les gaz pestilentiels: comme eux, il est délétère; comme eux, il est incompatible avec notre organisation; comme eux enfin, il est exhalé; et c'est en quoi il peut être très-utile pour habituer nos organes à l'impression des substances vénéneuses, et nous garantir ainsi des épidémies pestilentielles.

Si un seul individu malade, renfermé dans un lieu étroit, peut corrompre l'air de sa demeure, et le rendre dangereux pour ceux qui le respirent, que doit-il en être, lorsqu'ils sont en grand nombre, lorsqu'il y a encombrement et, de plus, lorsque ces malades sont eux-mêmes infectés d'un principe délétère qu'ils exhalent continuellement? Aussi, je crois qu'il n'y a rien de plus funeste que de laisser les malades dans une ville, en temps d'épidémie pestilentielle, il vaudrait mieux, pour eux et pour ceux qui se portent encore bien, qu'ils fussent transportés sous des tentes, et choisir de préférence les lieux élevés et balayés par les vents; il y aurait moins de malades, et on perdrait moins de ceux-ci. A Livourne, en 1803, du moment qu'on eut transporté l'hôpital hors de la ville, la maladie diminua rapidement, ainsi que le nombre des morts, parmi les malades qui y furent transférés. Dût-on bivouaquer dans la campagne, cela vaudrait encore mieux que de rester renfermé dans une ville infectée.

Lorsque le principe délétère a attaqué tous les individus susceptibles de l'être, la maladie cesse dans le pays; cependant il n'est peut-être pas prudent de rétablir des relations trop promptes avec ce pays. L'atmosphère peut encore être infectée, quoiqu'il n'y ait plus de malades, et parce qu'il ne reste plus que les habitués, que les inattaquables. Peut-être pourrait-on expliquer par-là, pourquoi la Dalmatie qui a des relations continuelles avec le Levant, n'est attaquée de la peste que tous les vingt ans. C'est ce qu'on a remarqué à Spalatro. A Seïde, en Egypte, la peste revient régulièrement tous les treize ans.

Cependant la constitution de l'homme peut changer avec l'âge; et tel qui a résisté au principe pestilentiel un grand nombre d'années, peut ensuite en être attaqué. Ainsi cet abbé, surnommé, à Smyrne, *l'abbé Peste*, parce que, pendant toute sa vie, il avait donné ses soins aux pestiférés, sans jamais contracter cette maladie, finit cependant par mourir de la peste, à 90 ans.

En 1565, à Paris, on a observé que les ouvriers tanneurs

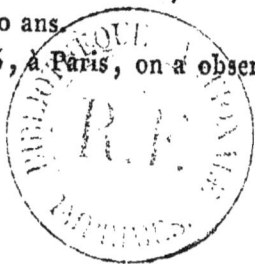

3

et corroyeurs furent les moins maltraités de la peste qui y régnait à cette époque. Tout le monde connaît la mauvaise odeur
qui s'échappe des ateliers de cette profession. Serait-il donc
peu raisonnable d'attribuer ce phénomène à l'habitude que ces
ouvriers avaient contractée de résister aux miasmes qui s'échappent des peaux ? Leurs corps étaient devenus inattaquables à ces
miasmes et par suite au principe pestilentiel, comme celui de
Mithridate aux poisons. Ne serait-on pas fondé à croire et à
dire, d'après cela, qu'un long usage du soufre, en saturant nos
corps de gaz hydrogène sulfuré, pourrait les rendre peu aptes
à contracter le choléra-morbus ? N'est-ce pas ainsi que le soufre
agit pour préserver des populations entières d'autres épidémies
spécifiques, telles que celles de la scarlatine, de la rougeole,
ainsi qu'un chirurgien hollandais, que j'ai connu à l'armée,
m'a dit l'avoir observé ? La belladone n'a-t-elle pas un effet
analogue, et peut-être toutes les substances vénéneuses ont-
elles cette propriété. Or, l'hydrogène sulfuré est certainement
un gaz délétère; mais ce gaz, on ne l'ingère pas directement;
ce n'est qu'après coup qu'il se forme, et alors il est bien re-
connu qu'il n'a aucune action nuisible sur notre organisation.
On n'en saurait dire autant des autres substances vénéneuses :
il est vrai que l'analogie n'est point l'identité; mais ce sont des
expériences à faire. Si l'on n'en avait pas fait sur la vaccine;
si Jenner ne s'était pas emparé de cette tradition populaire,
cette précieuse découverte serait peut-être encore à faire. Ne
rejetons donc rien sans l'avoir soumis au creuset de l'expérience.
Le moyen que je propose est facile à employer, innocent dans
ses effets et à la portée de toutes les classes de la société.

On peut rattacher au fait précédent, celui que voici : Béné-
dict rapporte que, dans quelques villes d'Asie, où la peste
exerçait ses ravages, on exposait dans les rues des cadavres de
chiens; et cette nouvelle infection de l'air, loin d'augmenter
les ravages de la peste, a paru au contraire très-efficace pour
les faire cesser.

Que faisait-on en agissant ainsi ? On opposait un poison à
un autre poison, il est vrai, mais à un poison terrible dans ses
effets. Eh bien ! je propose aussi d'opposer un poison à un autre,

à celui du choléra-morbus. Mais le poison que je propose n'agit plus comme tel, lorsqu'il s'est développé dans l'intérieur de nos organes ; il agit seulement alors pour prémunir nos corps contre les attaques du principe pestilentiel, et ne pas les laisser sans défense. Ce sont trois faits connus et bien certains ; savoir : que le soufre a préservé des populations entières de la scarlatine ; que son administration à l'intérieur donne lieu à la formation du gaz hydrogène sulfuré, et que cependant l'usage du soufre n'a jamais été nuisible.

Voilà des faits, sans doute fort extraordinaires, mais, tout extraordinaires qu'ils sont, rattachés aux principes que nous avons développés, ils s'expliquent très-bien, et viennent s'y rattacher comme d'eux-mêmes et sans efforts.

On m'objectera peut-être que l'analise la plus exacte de l'air pris dans un pays infecté, dans les salles mêmes d'un hôpital, n'a jamais fait retrouver ce principe délétère, dont l'existence est plutôt supposée que démontrée. A cela, je répondrai que l'analise la plus exacte de l'air chargé de particules odorantes, telles que celles du musc, de l'ambre ou de diverses espèces de fleurs, n'a jamais fait retrouver non plus ces particules dont l'existence est pourtant incontestable, puisque nous en sommes instruits par la voie la plus sûre, qui est celle d'un de nos sens. Ce sont des substances dont nous ne connaissons l'existence que par leur action sur l'odorat seulement ; ôtez-leur cette action, nous ne nous douterons pas de cette existence ; elle est réelle cependant : en 1813, lorsque le typhus exerçait ses ravages sur la ville de Mayence, à la suite de la déroute de Leipsick, on sentait une odeur particulière, à dix pas de la porte de l'hôpital. Etait-ce celle du principe du typhus ? Je l'ignore. Mais, ce que je sais, c'est que je ne peux la comparer à aucune autre. Bertrand, dans la Relation qu'il nous a laissée, de la peste de Marseille, signale aussi une odeur douceâtre qui s'exhalait du corps des pestiférés ; elle était très-désagréable, sans être ni très-forte, ni infecte. Tout ce qui était dans la chambre du malade, contractait cette odeur, qui ne se dissipait qu'après le lavage à l'eau bouillante.

Sous le rapport des relations commerciales, il faut considérer la nature des substances. Tous les corps à duvet, tous les tissus, les pelleteries, etc., paraissent susceptibles de conserver long-temps les principes délétères; ils y adhèrent fortement. Ainsi, on assure qu'une corde qui avait servi, en temps de peste, pour emporter les morts, fut retrouvée vingt ans après; qu'on la fit servir à une cloche, et qu'elle donna la mort à celui qui l'avait découverte, laquelle fut suivie de celle d'environ dix mille ci-toyens de Vienne. On rapporte encore qu'une couverture, qui avait servi dans la peste de Venise, et qui était restée sept ans dans un coin, donna la peste à ceux qui l'en retirèrent. Ces faits prouvent combien il est important de soumettre aux fumi-gations désinfectantes tout ce qui a été à l'usage des pestiférés; et l'on serait bien coupable, si l'on négligeait cette précaution, aujourd'hui que l'on a des moyens si faciles, si certains et si peu coûteux.

Les métaux, les liquides, les grains et généralement tous les corps à surface lisse et polie, paraissent peu susceptibles de transmettre le principe pestilentiel.

Enfin on a observé, tout récemment, que le choléra acquer-rait plus d'intensité, lorsque le vent soufflait du nord, et que la température s'abaissait.

Qu'un froid très-intense détruise le principe de l'infection, cela est possible et paraît d'accord avec l'observation; mais un froid modéré, en augmentant la densité de l'air, peut faire que l'on inspire plus de poison sous le même volume d'air; il est possible aussi qu'une basse température, en diminuant la trans-piration, fasse que le principe pestilentiel qui aurait été ex-pulsé, soit retenu et exerce de plus grands ravages.

RÉSUMÉ.

Le choléra pestilentiel est occasionné par un gaz, un miasme, un principe délétère qui, introduit par les voies de la respira-tion, infecte nos humeurs et enflamme nos organes; c'est un empoisonnement véritable, mais un empoisonnement général.

Le soufre à l'intérieur, donnant lieu à la formation du gaz hydrogène sulfuré (gaz acide hydro-sulfurique), qui est exhalé ensuite par toutes les issues de notre corps, est le meilleur préservatif des maladies épidémiques pestilentielles et du choléra en particulier.

L'usage de l'ail, comme substance alimentaire, ne doit pas être négligé.

Les médicamens diffusibles, tels que le camphre et l'éther sulfurique ne peuvent qu'être avantageux.

Un exutoire au bras, pendant tout le temps de l'épidémie, peut encore être très-utile : c'est une issue de plus ouverte au poison.

Pour ce qui est du traitement : après une saignée faite par une large ouverture, chercher à exciter une sueur abondante, en plaçant le malade dans un lit de foin humide et chauffé au four ; administrer, en même temps, une infusion chaude de menthe poivrée, administrer ensuite le sulfure de mercure, incorporé dans de la graisse, en frictions très-rapprochées, ce moyen convient autant que la saignée pour combattre l'inflammation, et la salivation, qu'il ne tarde pas à exciter, peut être très-utile pour entraîner les restes du poison ; enfin, pour modérer les vomissemens, les crampes et les douleurs, administrer une huile opiacée.

Tout ce que j'ai dit dans cet opuscule, n'est pas nouveau et n'apprendra rien aux médecins. Je n'ai fait que mettre en rapport l'effet connu de quelques médicamens avec la nature des maladies pestilentielles. J'ai exposé des faits ; les conséquences que j'en ai tirées, les applications que j'en ai faites m'appartiennent peut-être, peut-être aussi se trouvent-elles ailleurs ; enfin ce n'est point à la science que j'en appelle, mais à l'expérience : c'est à elle seule qu'il appartient de prononcer.

Je crois avoir répondu aux principales objections, exposé les faits principaux et établi clairement ma manière de voir. Peut-être que mes idées, encore imparfaites, pourront être mieux développées par une plume plus exercée. J'ai parlé d'après ma conviction, et dans le seul but d'être utile ; puissé-je ne m'être pas trompé !

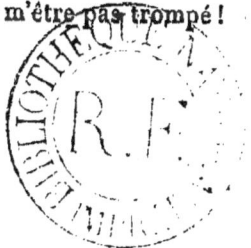

FIN.

www.ingramcontent.com/pod-product-compliance
Lightning Source LLC
Chambersburg PA
CBHW070738210326
41520CB00016B/4492